Td 41
36

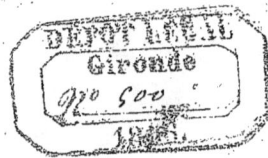
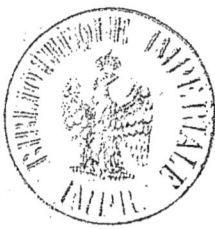

RÉPONSE

Du Docteur SALLENAVE, de Bordeaux,

A MONSIEUR SAUREL, DE MONTPELLIER,

relativement à la critique de ce médecin-journaliste

Sur le Traité des Maladies Chroniques dues à l'Épuisement.

Avertissement.

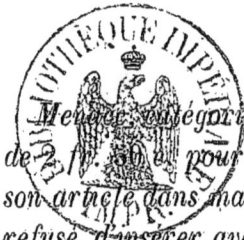

Menacé catégoriquement, par M. Saurel d'une amende de 2 fr. 50 c. pour chaque ligne dépassant l'étendue de son article dans ma réponse du 10 Août, qu'en outre il a refusé d'insérer avant exploit d'huissier, j'avais dû me tenir pour bien averti et donner des limites incontestablement légales à une nouvelle réponse. Mais celle-ci, quoique expédiée depuis le 20 suivant, ne se trouvait pas encore signifiée au 5 Septembre.

A cause de ce retard, tout-à-fait indépendant de ma volonté, et par le motif aussi que ma réplique, forcément écourtée, n'avait pu être complète, il m'a fallu éviter d'autres mécomptes et en finir d'un seul coup avec le rédacteur de la Revue Thérapeutique du Midi, en livrant, moi-même, à l'impression cette réplique et son complément.

Nous publierons, sans délai, cette réfutation entière de la diatribe élaborée durant quatre grands mois par M. Saurel, de qui notre lettre d'envoi n'avait pas plus sollicité le jugement, qu'elle n'a sollicité celui d'aucun autre organe médical, mais à qui cette même lettre laissait, comme à chaque autre membre de la presse médicale, la liberté de nous juger, d'après toutefois un examen approfondi de notre livre, et non point certes sur une lecture superficielle de ce même livre. — Résolu à

1356

n'adresser cette réfutation qu'aux sociétés savantes qui possèdent notre œuvre, et aux lecteurs les plus naturels de la Feuille Professionnelle qui, aussi tardivement que maladroitement, a soulevé ce débat, les appréhensions qu'a manifestées M. Saurel, de nous y voir mêler le public étranger à l'art, peuvent donc s'évanouir sur l'heure; à moins que ces appréhensions n'aient été sournoisement simulées.

Pour preuve de ma sincérité sur cette limitation du débat en question, je considérerai comme non avenue toute nouvelle échauffourée de cet Esculape-Journaliste, si elle ne garantit pas, formellement et sans entremise de papier timbré, l'insertion de ma riposte en double nombre des lignes de l'attaque.

A Monsieur le Rédacteur en Chef
DE LA REVUE THÉRAPEUTIQUE DU MIDI.

Dans votre critique (du 30 Juillet dernier) sur mon Traité des maladies chroniques qui sont dues à l'Épuisement, vous commencez par dire qu'ayant reçu, en même temps que ce livre (le 20 Mars précédent), la lettre qui annonçait l'envoi de ce livre, vous vous êtes mis à le parcourir avant de prendre connaissance de ma lettre. Est-ce bien logique ?

Dans la critique en question (augmentée, le 15 Août, de commentaires aux principaux desquels je fais au moins allusion, si je n'y réponds pas directement), vous ajoutez que le sentiment de défiance que le frontispice, surtout, de mon œuvre vous a, de prime-abord, inspiré, ne s'est pas dissipé au contenu de cette lettre. En précisant un peu, vous auriez paru plus clair, même à mes yeux.

C'est, sans doute, par suite de la fâcheuse disposition où se trouvait votre esprit que vous avez jugé ennuyeux à lire un livre que vous finissez par avouer capable de séduire les gens du monde. Il me semble fort chanceux que ces personnes vous félicitent de mettre leur goût littéraire au-dessous du vôtre.

Mais, certainement, il me faut croire à une hallucination momentanée de votre bon-sens, pour ne pas chercher à relever comme elle le mériterait, l'insinuation malveillante d'une ambition autre que celle de réformateur, dont encore vous me gratifiez sans y avoir mieux réfléchi. Vous n'avez pas songé, en effet, que, malgré toute sa modestie, l'auteur à qui vous donnez cette dernière qualification, pourrait bien la prendre pour une prophétie, dans les limites, au moins, de la sphère nosographique qu'il a explorée beaucoup plus avant qu'on ne l'avait fait jusque alors.

Si, de même, vous ne vous fussiez pas rencontré dans l'état cérébral qui vous tenait sous sa dépendance absolue, auriez-vous osé dire qu'après avoir été difficilement conduit à rapporter les affections chroniques dont j'ai traité *ex professo,* à une lésion de la vitalité, j'avais, ensuite, admis l'idée que je me suis faite de ce principe morbide, avec une facilité impardonnable? A quoi donc m'a servi de résumer, dans les pages 9, 10, 11, 12 et 13 de mon livre, les épreuves par lesquelles je fis passer mes appréciations sur ce principe morbide avant de les considérer comme fondées !

Si, encore, vous n'eussiez pas été fatalement absorbé par l'état mental que je suis obligé de vous attribuer, auriez-vous trouvé mauvais que j'aie employé autant de titres et de sous-titres qu'en exigeait un sujet qui, d'après vous bien plus que d'après moi, embrasse presque entièrement la pathologie chronique? Prévoyant cette exagération d'un critique circonvenu et repoussant à l'avance l'accusation d'avoir trop généralisé, j'ai dit, aux pages 26 et 27 : « Faisons observer que les divisions et les subdivisions sous lesquelles seront classées ces maladies, auront pour but, non pas de poser entre elles une ligne de démarcation absolue, non pas de séparer entièrement des lésions morbides qui sont identiques, non pas d'isoler les uns des autres des modes pathologiques qui ont une essence semblable, mais bien pour but de faciliter l'intelligence de ces diverses altérations de l'organisme, tout en prémunissant contre les erreurs auxquelles conduisent les formes, plus apparentes que réelles, plus superficielles que profondes, plus passagères que durables, qu'il arrive à une seule et même affection de revêtir. »

Égale conviction, de ma part, relativement à la cause, que je veux croire involontaire, de votre argument sur la multiplicité des caractères typographiques, dont l'emploi m'était commandé par la diversité même des questions à résoudre dans un sujet, moins étendu que vous ne l'avez dit, mais plus divisible et subdivisible que vous ne l'avez cru. — Chaque corps de caractères, en forme romaine, dont j'ai fait usage, a, en effet, sa destination propre : celui-ci sert à la partie descriptive de toute maladie étudiée ; celui-là à l'appréciation minutieuse de l'étiologie, de l'essence, et du traitement général de chaque maladie dont il est question ; tel autre corps de caractères, en cette forme, à l'exposition détaillée de sa thérapeutique particulière ; tandis qu'un premier, le plus gros, sert à la dédicace, à l'avant-propos et à l'exposé dogmatique d'une œuvre qui paraît vous être étrangement antipathique ; comme un dernier, le plus petit des cinq, sert au formulaire spécial que, pour compléter mon travail du mieux possible, j'ai composé sur les médicaments magistraux qui sont les plus utiles dans ces nombreuses affections. Ne suit-il pas de toutes ces précautions que le lecteur attentif, au lieu de peiner en nous lisant, acquiert au contraire et dès les premières pages de notre

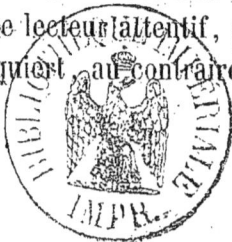

livre, la facilité de comparer entre elles les parties correspondantes des maladies, que nous avons élucidées au moyen d'une analyse et d'une synthèse irréprochables, sinon avec un style persuasif pour vous?

Un résultat analogue naît, pour le lecteur sérieux, de la force relative des corps, en type italique, dont sont composées les notes qui ont été placées vers la fin du volume en question, et auxquelles correspondent (sans qu'on soit obligé d'y recourir pour l'intelligence du texte) les astérisques qui (faussement envisagés comme des renvois par le rédacteur de la Gazette Médicale de Montpellier) doivent tenir le premier rang parmi ce qu'il lui convient d'appeler nos autres fantaisies typographiques. — Quel reproche ne nous aurait donc pas adressé M. Saurel si (comme nous nous proposons de le faire à la seconde édition d'une œuvre qui, au nouveau déplaisir de son critique, sera cotée vingt francs pour le moins, au lieu de dix seulement, et se trouvera, non pas principalement, mais exclusivement chez l'auteur), nous avions, ici même, intercalé ces notes dans chaque fraction du texte à laquelle chacune de ces notes se rapporte! Pourtant, l'intercalation en projet ne deviendra pas désagréable, grâce à l'emploi d'autres signes et de certaines dispositions typographiques que notre contradicteur connaît bien, et dont la couverture de son journal bi-mensuel prouve surabondamment qu'il sait user, sans s'inquiéter d'encourir le blâme qu'il déverse sur la partie matérielle de notre travail; ne découvrant pas assez à reprendre dans les éléments scientifiques qui, à notre avis, en constituent solidement la base.

Si, à l'imitation de M. Saurel, nous passons de la critique qu'il a cru faire modérée sur la *forme* de notre livre, à la critique qu'il a cru faire non moins modérée sur le *fond* de ce même livre, nous sommes encore plus à l'aise pour récriminer, car M. Saurel ne nous cite pas toujours textuellement. Cette inexactitude provient, à n'en pas douter, du peu d'attention que sa défiance préconçue à notre égard l'a conduit à apporter dans cette autre partie de la tâche dont il s'est acquitté comme on l'a déjà vu et comme on va le voir encore.

Et d'abord, à propos de notre Doctrine, son détracteur s'écrie : Elle n'est pas nouvelle; c'est tout bonnement la Doctrine de Brown. — Oui, bien! A peu près comme l'Hippocratisme, qui ne fait couler le sang que parfois et qui ne conseille que rarement l'abstinence, ressemble au Broussaisisme qui saigne toujours et renouvelle souvent les émissions sanguines, qui prescrit sans cesse la diète et ne discontinue pas ce régime de longtemps.

Notre dissemblance avec le Réformateur Écossais est encore plus grande, à part même l'heureuse circonspection qui, au besoin, nous porte à nous défier de l'espèce de similitude que présentent, entre eux, l'affaiblissement général qui provient de l'ancienneté de telle ou telle lésion dite organique, et l'affaiblissement du corps entier qui résulte de toute lésion, pure et simple mais excessivement ancienne, de la vitalité. — En effet, Brown professait que sur cent maladies du ressort de la pathologie interne, et tant récentes que vieilles, il n'y en avait pas trois qu'on pût attribuer à trop de force. Nous professons, nous, que parmi les maladies de cette catégorie qui, étant devenues chroniques, guérissent contre toute attente ou tuent sans laisser de trace, on en doit plus qu'on ne le soupçonne, à trop de faiblesse. Que, d'après ce que nous avons écrit, et non point d'après ce qu'il nous fait dire, M. Saurel établisse, lui-même, la proportion qui existe entre nos affections asthériques et les affections auxquelles Brown donnait cette origine; s'il s'ensuit que nous ne sommes pas resté infiniment au-dessous de cet auteur, nous nous avouerons son débonté plagiaire.

En attendant le résultat de ce simple calcul, ajoutons que le Réformateur Écossais choisissait, parmi les toniques et les stimulants, soit médicamenteux, soit alimentaires, ceux qui possèdent la qualité fortifiante ou stimulante à un degré considérable; tandis que nous préférons celles d'entre ces substances qui n'ont qu'une certaine puissance, et les conseillons en quantité minime. — Si M. Saurel veut relire, ou plutôt lire une bonne fois, notre article final du Traité (pages 337 et 338 de ce livre), il reconnaîtra que nous avons été le plus prévoyant possible, à propos du degré de tonicité ou de stimulation qu'il faut se garder de dépasser dans les maladies de l'ordre auquel appartiennent celles dont nous nous sommes occupé, d'une façon plus méritoire que sa critique (en cela seul très-modérée) ne le concède.

Est-ce, aussi, parce que notre contradicteur s'était imaginé que nous voulions renchérir sur le Brownisme, qu'en poursuivant *in petto* son parallèle entre nous et cet auteur, il nous prête l'aphorisme ci-après : Les maladies chroniques dues à une diminution de la vitalité, sont plus fréquentes que les maladies qui proviennent d'une augmentation de ce germe morbide; au lieu de déduire, seulement, de ce qui est relatif à ce sujet dans la page 14 : Les maladies chroniques dues à un affaiblissement de la vitalité, sont plus fréquentes que les maladies, *de la même classe*, qui proviennent d'un accroissement de ce germe morbide? — Ainsi, là même où nous précisons avec un soin extrême, on nous fait généraliser, par une inadvertance qui met sur le compte de l'auteur une erreur trop colossale pour que celui-ci la laisse passer, comme il veut bien en laisser passer de moins exorbitantes.

En relisant aussi, mais cette fois avec toute l'attention qu'elle exige pour être nettement comprise, la partie dogmatique de notre livre, M. Saurel regrettera d'avoir insinué que le Dr Sallenave affirme plus qu'on ne doit le faire en Médecine. — Cette allégation, posée d'une manière trop générale, diminue de portée, ainsi qu'on va le voir. J'affirme quand je peux affirmer; par exemple pour tout ce qui se déduit, rigoureusement, du principe morbide que j'ai établi comme dominant les maladies qui occupent une place dans mon livre; et, jusque là, je ne suis que logicien. Mais, ai-je donné ce principe comme indubitablement vrai dans ces cas pathologiques? A cette occasion au contraire (et en en faisant violence à mes convictions, ainsi qu'en isolant, par deux lignes blanches, ce passage des considérations importantes qui le précèdent et qui le suivent) je dis à la page 19 : « Voilà ce qui est, voilà ce qu'il y a dans ces cas pathologiques; c'est du moins l'appréciation à laquelle de minutieuses recherches m'ont conduit ; c'est aussi l'appréciation qu'une grande expérience me semble avoir confirmée. »

Ces mots *du moins* et *me semble* que vous n'avez pas aperçus, monsieur et cher confrère, parce que vous vous borniez à parcourir mon livre, au lieu de vous appliquer à le lire, doivent être envisagés comme une preuve irrécusable de ma loyauté d'écrivain ; aussi bien que la dédicace de mon Traité est un acte de juste reconnaissance envers l'auteur, dont l'excentricité phénoménale n'autorise pas à oublier combien ses travaux ont aplani la voie ardue par laquelle je suis arrivé à composer une œuvre, que vous n'avez pu vous empêcher de reconnaître utile en plus d'une circonstance ; aussi bien encore que ma Thèse fût une manifestation, très-imprudente quoique mûrement réfléchie, de la conviction où je croyais être déjà, de posséder une vérité culminante en pathologie aiguë.

Arrivant à cet écrit sur la Fièvre, lequel, par le motif que nous en avons donné, est joint au Traité sur l'Épuisement, le rédacteur de la Gazette Médicale de Montpellier se borne à trouver la première de ces productions de notre cerveau non moins singulière que la seconde. — Il est vraiment fâcheux qu'en discourant encore à cette occasion, M. Saurel ne nous ait pas fourni un nouvel échantillon de son talent peu fait pour la critique non consciencieuse. Nous eussions été, à coup sûr, aussi embarrassé pour lui répondre, cette fois, que nous le fûmes au vis-à-vis des professeurs et des agrégés qui eurent à discuter, avec nous, sur une dissertation inaugurale où l'opinion de quelques-uns d'entre eux se trouvait attaquée de front, il faut en convenir, mais avec une courtoisie qu'égala celle dont ces examinateurs usèrent envers un candidat, à peine sorti des bancs de leur propre école.

Je termine ma réponse à M. le rédacteur de la Revue Thérapeutique du Midi, en l'assurant, comme tout Aristarque peut s'y attendre, que s'il avait apporté dans son compte-rendu de mon livre un peu de la haute raison dont firent preuve, lors de cette Thèse qu'il dédaigne, les examinateurs émérites auxquels je viens de faire équitablement allusion, j'aurais été moins ardent à la réplique et plus réservé dans ses termes.

Que, maintenant, entre le critique qui a attaqué sans avoir reçu de provocation, et l'auteur qui s'est vu menacé de payer usurairement (*) le minime excédant de l'insertion dont il avait besoin pour sa défense, prononcent surtout, d'une part les nombreux abonnés que doit compter la Gazette Médicale de Montpellier, si elle sert souvent des tartines du goût de celle que nous savourons aujourd'hui, et d'autre part les quelques possesseurs d'un livre qui, n'ayant pas été annoncé et ne devant pas l'être, malgré les déloyales insinuations de notre néanmoins très-honoré contradicteur, se trouve encore peu répandu.

SALLENAVE, D.-M.-P.

(*) Voir à l'Avertissement et au Nota.

Nota. *Un journal de l'importance qu'offre celui de M. Saurel, peut revenir à cinq centimes par ligne, tous frais compris. Donc, en vendant deux francs cinquante centimes chaque ligne du premier de ces journaux, son gérant lui fait produire cinquante pour un, c'est-à-dire immensément plus que ne rapporte, en général, un honnête négoce. — Si la Gazette Thérapeutique du Midi procure des bénéfices aussi extraordinaires, son directeur a grand tort de se plaindre, comme dans le numéro du 15 Août, des quelques contrariétés qu'entraîne son métier. Il y en a un bien moins lucratif et pourtant beaucoup plus difficile : celui de Médecin-Consultant, surtout avec domicile place Puy-Paulin, 3.*

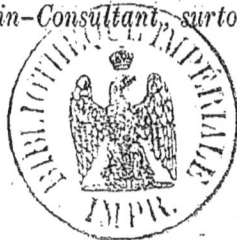

Bordeaux, imprimerie de Justin Dupuy et Comp., rue Margaux, 11.